CW01560567

La Di(

Come puoi perdere peso, bruciare i grassi e sentirti
meglio in generale seguendo un semplice piano
alimentare

*(Il miglior libro di cucina con ricette dietetiche Sirt per
perdere peso)*

Massimiliano Zanotti

TABELLA DEI CONTENUTI

Introduzione

La dieta Sirt, o dieta del "gene magro", è basata sul consumo di alcuni alimenti che contengono delle proteine chiamate sirtuine, da cui prende il nome la dieta Sirt, queste proteine, riescono ad avviare i geni collegati all'attivazione del metabolismo.

Attraverso il consumo dei Sirtfood, cioè gli alimenti che contengono questa proteina, possiamo stimolare i geni che attivano il metabolismo, aiutando l'organismo a bruciare con più facilità le calorie e velocizzando la perdita di peso senza grossi sacrifici.

Già dai tempi antichi i cibi Sirt erano consumati per mantenere più giovane l'aspetto, ne abbiamo testimonianze anche nella Bibbia nel libro di Daniele più di 2200 anni fa.

Daniele racconta che per mantenersi in salute e in così buona forma fisica gli uomini consumavano davvero tanti legumi e bevevano acqua solo per mantenersi più giovani e forti.in questo modo cercavano di ritardare il più possibile, il dover far parte della servitù del re.

Chiunque sia un po' in sovrappeso, sogna un corpo più magro, longilineo e una pancia piatta, e se poi arriva una dieta che promette di far perdere circa tre chili a settimana senza rinunciare a nulla, concedendo persino dei piccoli capricci, come un bicchiere di vino e un po' di cioccolata, vuole seguire questa dieta aumentando il suo successo.

La dieta Sirt, è diventata popolare grazie a celebrità come Pippa Middleton e la cantante Adele, per citarne alcune, ma prima di loro, la dieta del gene magro, era molto seguita dagli sportivi che frequentavano la KX, un'elegante palestra di Londra, dove andavano ad allenarsi atleti di un certo calibro, come il campione olimpico di vela Ben Ainsliee, il pugile Anthony Ogogo e la modella Jodie Kidd.

Dopo che tutti gli esami del sangue sono stati eseguiti per controllare semplicemente i livelli di glucosio e altri valori, il gruppo di partecipanti ha sostanzialmente seguito la dieta per una settimana.

I primi 6 giorni, la dieta prevedeva l'assunzione di circa 2000 calorie, consumando dei succhi a base di verdure varie, più volte al giorno, per simulare il digiuno, mentre negli ultimi cinque-dieci giorni si assumevano 2000 calorie,con il consumo di due pasti al giorno in aggiunta ai succhi.

I due dottori hanno sostanzialmente scoperto che proprio grazie alla loro alimentazione e al consumo sostanzialmente di cibi contenenti sirtuina, non solo dimagrivano facilmente e più velocemente,ma la massa muscolare aumentava notevolmente perdendo solo il grasso corporeo in eccesso, rispetto a una normale dieta che, oltre a far perdere grasso, faceva perdere massa muscolare, stimando che su una perdita di peso di circa 3 chili in una settimana, circa un 1 era di massa muscolare.

Questa semplice scoperta ha aiutato i due nutrizionisti a comprendere meglio le proprietà e gli effetti reali degli alimenti Sirt sul metabolismo,scoprendo, non solo la perdita di grasso corporeo, ma l'aumento della massa muscolare che fa bruciare ancora più calorie e di conseguenza grassi, infatti, più massa muscolare si ha, più calorie si bruciano, anche se non si svolge attività fisica.

Hanno semplicemente scoperto che, mentre con una comune dieta facilmente dimagrante il metabolismo rallentava, con la dieta Sirt,invece, il metabolismo accelerava bruciando più grassi, aumentando la massa muscolare e ristabilendo l'equilibrio dell'organismo, poiché, con il consumo di questi alimenti, si simulava il digiuno e l'esercizio fisico.

Dobbiamo anche ricordare che sul web e non solo, ci sono moltissime diete "miracolose" che promettono di fare perdere tanti chili in minor tempo, con pochi sacrifici e senza rinunciare facilmente a nulla, ma spesso queste diete non hanno alcun fondamento scientifico, causando gravi rischi per la nostra salute.

La dieta Sirt, come molte altre diete, deve sicuramente la sua popolarità anche alle celebrità.Proprio per questo, dobbiamo essere prudenti e non improvvisarci nutrizionisti, rivolgiamoci a un nutrizionista prima di seguire questo regime alimentare, grazie alla sua consulenza, potremo ricevere tutte le giuste indicazioni per iniziare la nostra dieta Sirt.

Più avanti andremo facilmente a capire semplicemente un po' più nello specifico, cos'è la dieta Sirt, come funziona semplicemente,i suoi benefici, gli alimenti che possiamo mangiare, con l'aggiunta di alcune ricette per poter organizzare la vostra giornata realizzando piatti saporiti e appetitosi.

Capitolo 1: Quali Sono I Cibi Sirt?

Una foglia di lattuga verde pungente con un sapore fondamentalmente caratteristico leggermente pepato.È cresciuta rapidamente da umili radici per diventare un emblema dello snobismo alimentare, come negli Stati Uniti ad esempio, come fonte di molti piatti mediterranei.

Il grano saraceno è stato uno dei primi raccolti addomesticati del Giappone e la storia racconta che quando i monaci buddisti facevano lunghi viaggi proprio sulle montagne,portavano semplicemente una pentola e un sacchetto di grano saraceno. Il grano saraceno è così nutriente che era tutto ciò di cui avevano bisogno, nutrendoli per settimane. In primo luogo, perché è una delle fonti più conosciute degli attivatori delle sirtuine, la rutina, ma anche perché ha grandi vantaggi come coltura, migliora la qualità del suolo e reprime la crescita di infestanti, rendendola appunto una coltura fantastica per un'agricoltura rispettosa dell'ambiente e sostenibile.

Nel caso in cui non abbiate familiarità con i capperi, stiamo parlando di quell'alimento salato, verde scuro a forma di piccole palline che trovate spesso sulla vostra pizza. Eppure è uno dei cibi semplici sottovalutati e trascurati.Curiosamente, sono i boccioli di fiori del cespuglio di capperi, che crescono abbondantemente nel Mediterraneo prima di essere raccolti a mano e conservati. Gli studi ora rivelano che i capperi possiedono importanti proprietà antimicrobiche, antidiabetiche, antinfiammatorie, immunomodulanti e antivirali e hanno una storia di uso medicinale nelle regioni del Mediterraneo e del Nord Africa. Non è affatto sorprendente quindi quando scopriamo semplicemente che sono ricchi di sostanze nutritive che attivano davvero le sirtuine.

Per secoli, il sedano è stato presente e venerato, con foglie che ancora adornano la tomba del faraone egiziano Tutankhamon che morì intorno al 1323 a.C. I primi ceppi erano molto amari e il sedano era generalmente considerato una pianta medicinale, specialmente per la pulizia e la disintossicazione per prevenire le malattie. Questo è fondamentalmente particolarmente interessante dato che la salute del fegato, dei reni e dell'intestino è uno dei tanti benefici davvero promettenti che la scienza sta ora dimostrando.Nel diciassettesimo secolo, era un vegetale coltivato e un'attenta selezione dei semi fece sì che si riducesse il suo forte sapore amaro a favore di varietà più dolci, stabilendo così il suo posto definitivo come verdura per le insalate; molto diffuso nel Mediterraneo viene raccolto a mano e conservato.

Il peperoncino è parte integrante della semplice esperienza gastronomica mondiale da migliaia di anni.Non è poi così sconcertante che ne siamo così innamorati. Quel senso di "forte pizzicore", causato da una sostanza chiamata capsaicina, nasce come metodo di protezione delle piante per causare dolore e dissuadere i parassiti dal banchettarci. Incredibilmente, uno studio ha dimostrato come l'utilizzo di peperoncino aiuti e migliori la cooperazione umana. Quindi, dal punto di vista della salute, sappiamo che il peperoncino è meraviglioso nella stimolazione delle sirtuine, migliorando così il nostro metabolismo. Le applicazioni culinarie del peperoncino sono semplicemente infinite, il che lo rende facilmente perfetto per dare un tocco in più a qualsiasi piatto.

Il cacao era fondamentalmente considerato un alimento sacro e, nei giorni di festa, era sostanzialmente riservato a nobili e guerrieri.Sfortunatamente, qui non parliamo del cioccolato al latte, raffinato e altamente zuccherato che comunemente sgranocchiamo. Stiamo parlando di cioccolato con 85% di cacao per essere affine alla Dieta Sirt. Ma anche in questo caso, a parte la percentuale di cacao, non tutti i cioccolati sono uguali. Per l'acidità che gli conferisce un colore più scuro, il cioccolato viene spesso trattato con un agente alcalinizzante. Purtroppo questo processo riduce fortemente i flavoni che attivano le sirtuine, compromettendo così la sua qualità di promotore della salute. Fortunatamente, e diversamente da molti altri paesi, le normative sull'etichettatura degli alimenti in Italia richiedono che il cacao alcalinizzato sia dichiarato come tale. Consigliamo sostanzialmente di evitare questi prodotti, anche se in realtà vantano una percentuale maggiore di cacao, e optare invece per quei prodotti che non sono stati sottoposti al processo olandese di lavorazione per godere dei reali benefici del cacao.

Questo è il motivo per cui i bevitori di caffè hanno un basso tasso di alcuni tumori e malattie neurodegenerative.Per quanto possa sembrare paradossale, sebben sia una tossina, il caffè protegge il nostro fegato e lo rende più sano. Contrariamente ad una credenza popolare che vuole che il caffè disidrati l'organismo, ora è ben noto che è falso, perché l'assunzione del caffè dà un contributo perfetto all'introduzione di liquidi.

Capitolo 2: Olio Extra Vergine D'oliva

Esistono ora numerosi dati scientifici che dimostrano che il consumo regolare di olio d'oliva è altamente cardioprotettivo, oltre a svolgere un ruolo nel ridurre il rischio delle principali malattie moderne come il diabete, alcuni tipi di cancro e osteoporosi ed è fondamentalmente associato a una maggiore longevità.

L'aglio è stato uno dei cibi miracolosi della natura per migliaia di anni, con solo poteri curativi e ringiovanenti.Già gli Egizi nutrivano con l'aglio gli schiavi che lavoravano alle piramidi per evitare varie malattie e migliorare le loro prestazioni e la resistenza alla fatica. L'aglio è considerato come un antibiotico naturale, antifungino e viene spesso utilizzato per aiutare a curare le ulcere dello stomaco.

Molti avranno familiarità con il tè verde, "il brindisi dell'Oriente", e facilmente sempre più diffuso in Occidente.Con la crescente consapevolezza dei suoi benefici per la salute, l'assunzione di tè verde è correlata ad una diminuzione dell'obesità, malattie cardiache, diabete e osteoporosi. La spiegazione del fatto che si ritenga il tè verde così salutare è principalmente dovuta al suo ricco contenuto di un gruppo di potenti composti vegetali, le catechine, detta anche epigallocatechina gallato capace di semplici sirtuine attivanti.Il tè verde matcha, a differenza del tradizionale tè verde che viene preparato per infusione, è un tè verde in polvere che viene preparato sciogliendolo direttamente in acqua. Il risultato del consumo di tè verde matcha è che contiene livelli notevolmente più elevati di EGCG, attivando in maniera più significativa le sirtuine di qualsiasi altro tipo di tè verde.

Abbiamo svolto studi e ricerche, pieni di dubbi, ma dobbiamo ammettere che la conclusione è che il cavolo merita grande considerazione. Il motivo per cui siamo a favore del cavolo è che vanta quantità eccezionali di quercetina e kaempferolo nutrienti che attivano le sirtuine, rendendolo un must nella Dieta Sirt e alla base dei nostri succhi verdi. Una cosa molto buona del cavolo è che in realtà si trova ovunque, ed è sostanzialmente conveniente a differenza, ad esempio, dei cosiddetti superfood esotici, che sono anch'essi difficili da trovare facilmente e hanno prezzi esorbitanti.

Datteri Medjoul

Potrebbe facilmente sorprendere includere i datteri Medjoul in un elenco di alimenti che promuovono facilmente la perdita di peso e promuovono la salute.soprattutto quando si afferma che contengono il 66% di zucchero. Lo zucchero non ha alcuna proprietà di attivazione delle sirtuine; piuttosto, ha legami ben consolidati con l'obesità, le malattie cardiache e il diabete, esattamente l'opposto di ciò che stiamo cercando di raggiungere. Ma lo zucchero trasformato e ricostituito è molto diverso dallo zucchero trasportato da un alimento in natura e bilanciato con polifenoli che attivano le sirtuine: per l'appunto, i datteri Medjoul.

Gusto a parte, ciò che rende speciale il prezzemolo è che è un'ottima fonte dell'apigenina nutriente che attiva le sirtuine; un vero vantaggio poiché si trova raramente in altri alimenti in quantità significative. Nel nostro cervello, l'apigenina si lega sorprendentemente ai recettori delle benzodiazepine, aiutandoci davvero a rilassarci e dormire.Godiamoci quindi il prezzemolo in quanto è un alimento che può davvero portare meravigliosi benefici per la salute.

L'indivia è ora semplicemente coltivata in tutto il mondo e si guadagna facilmente il suo posto nella dieta Sirt grazie al suo contenuto di luteolina davvero impressionante.Oltre ai consolidati benefici nell'attivare le sirtuine, il consumo di luteolina è diventato un approccio promettente nella terapia per migliorare la socialità nei bambini autistici.

Cipolle Rosse

Un pilastro tra gli alimenti che rientrano tra i cibi semplici Sirt, le cipolle rosse sono ricche della quercetina composta fondamentalmente che attiva la sirtuina.Esso è un composto che il mondo scientifico sportivo ha recentemente iniziato a ricercare attivamente e promuovere per migliorare le prestazioni sportive.

Ma perché quelle rosse? Semplicemente perché hanno il più alto contenuto di quercetina.

Soia

I ricercatori hanno cominciato a dedicarsi allo studio della soia dopo aver scoperto che i paesi ad alto consumo di questo legume avevano tassi significativamente più bassi di alcuni tumori, in particolare i tumori al seno e alla prostata. Ciò è dovuto a un gruppo speciale di polifenoli nei semi di soia molto ben noti come isoflavoni, che possono modificare favorevolmente il semplice modo in cui gli estrogeni agiscono nel corpo., la daidzeina e la formononetina attivatori di sirtuine. Il consumo di prodotti a base di soia è stato anche collegato ad una riduzione dell'incidenza o della gravità di una varietà di condizioni come malattie cardiovascolari, sintomi della menopausa e perdita di densità ossea.

Le fragole sono povere di zucchero e hanno effetti davvero significativi su come il corpo gestisce i carboidrati.Ciò che i ricercatori hanno scoperto è che l'aggiunta di fragole ai carboidrati riduce la domanda di insulina, trasformando essenzialmente il cibo in un rilascio di energia prolungato. Tuttavia, nuove ricerche mostrano anche che mangiare fragole nella cura del diabete ha effetti simili alla terapia farmacologica.

Curcuma

Alcuni studi hanno evidenziato che una sostanza contenuta nella curcuma, detta curcumina, attivatore delle sirtuine, presenti una notevole attività antinfiammatoria, antiossidante e antitumorale accompagnata da bassa tossicità. Tuttavia, gli studi hanno evidenziato come il qualche problema di questa spezia sia soprattutto quello della scarsa biodisponibilità, ovvero che per il nostro organismo sia tale da assorbirla e quindi facilmente farne il miglior semplice utilizzo. Per migliorare questo aspetto si può semplicemente abbinare al pepe nero oppure ad un grasso (olio di oliva).

Noci

La semplice ricerca moderna mostra che le noci sono un potente alimento antietà, poco conosciuto ma interessante.Le prove si riferiscono spesso ai loro vantaggi come un alimento per il cervello con la capacità di rallentare l'invecchiamento del cervello stesso e ridurre il rischio di malattie cerebrali degenerative, oltre a ridurre il deterioramento della funzione fisica con l'età.

Capitolo 3: Il Concetto Di Dieta

L'eredità culturale di semplici programmi alimentari drastici che in realtà promettevano miracoli,sta alla base del timore che molte persone hanno nei confronti delle diete.

Questi sentimenti si traducono in un ansia derivata dalla futura restrizione alimentare, quello che c'è di sbagliato in tutto questo è proprio il concetto della parola dieta.

La dieta dovrebbe essere un corretto metodo per alimentarsi, un alimentazione sana da intraprendere come stile di vita e non una tantum.

Ovviamente ci potremmo concedere anche dei capricci una volta che il nostro programma è consolidato. Avere una corretta alimentazione porta infatti vantaggi sostanzialmente notevoli anche dal punto di vista della nostra salute.

Un detto diceva che "siamo quello che mangiamo", in effetti il cibo che introduciamo non solo ci fornisce l'energia necessaria per il corretto funzionamento dell'organismo, ci consente anche di mantenerci in salute.

Se mangiamo facilmente troppi grassi, prodotti industriali ricchi di conservanti o eccediamo con gli zuccheri,andremo a creare dei danni, non visibili da subito ma che nel corso del tempo possono contribuire allo sviluppo di determinate patologie.

Detto questo dobbiamo dissociare a livello mentale la parola privazione dal concetto di dieta, non è una punizione che ci stiamo per infliggere ma è un grande cambiamento verso una vita più salutare.

Oggi sono noti i danni dell'assunzione di troppi grassi o di zuccheri, provocano obesità, diabete e tantissime altre malattie.

Negli ultimi anni è andata facilmente aumentando tale consapevolezza dell'ambiente che ci circonda,questo è dovuto al fatto che non solo abbiamo capito che ne abbiamo solo uno ma un mondo più pulito ci garantisce una migliore qualità di vita.

Perché vi dico questo? Semplice, dovete applicare lo stesso ragionamento al vostro corpo, infondo ne abbiamo solo uno e la salute è importante.

Non ha senso mettersi a dieta facilmente per la prova costume, iniziamo questo percorso di rieducazione alimentare perché in fondo abbiamo capito che la strada appena intrapresa era sbagliata.In ogni processo di cambiamento è fondamentale la nostra motivazione e determinazione, direi che rappresentano le fondamenta.

Come vedremo facilmente, la dieta sirt simple permette sostanzialmente molte cose rispetto ad altri programmi alimentari,ci infonde una conoscenza sui cibi che magari mangiavamo spesso senza sapere che abbinati ad altri alimenti ci permettono di attivare il gene della magrezza.

Per lavorare sulla nostra motivazione è bene tenere un diario dei progressi, in cui possiamo scrivere anche le difficoltà che incontriamo o i traguardi che abbiamo raggiunto.

Fissiamo bene nella mente e su carta il nostro obbiettivo, che dev'essere quello di stare bene con sé stessi nell'ottica di migliorare la propria salute!

Da non dimenticare mai per il nostro concetto di benessere a 350 gradi è l'attività fisica, sono tanti gli studi che affermano che praticare una regolare attività sportiva ci dona dei notevoli benefici.

Le sirtuine vengono attivate davvero non solo da cibi particolari ma anche dal movimento che realmente facciamo,quindi al bando vite troppo sedentarie, con questo non voglio assolutamente dire che da un giorno all'altro dovete diventare degli atleti, basta solo che pratichiate lo sport che più vi piace, questo può essere una camminata, una corsa, una nuotata in piscina e così via.

Lo sforzo fisico deve essere sempre sostanzialmente commisurato al semplice stato di salute e all'età.In ogni caso è sempre bene sentire il parere del medico.

Una migliore qualità della vita si traduce anche in una sua estensione, senza temere in molti casi gli effetti negativi dell'invecchiamento.

Come abbiamo visto il concetto di dieta è molto esteso, in una parola di poche lettere è racchiuso un mondo che ci parla di benessere sia fisico che mentale.

Ora comprendiamo semplicemente per tutte queste ragioni quanto sia profondamente non solo sbagliato ma anche un po' limitante vederla semplicemente confinata in uno spazio di privazione.È arrivato il momento di scoprire più da vicino cosa consiste la dieta sirt!

Frullato Di Prezzemolo, Ananas E Banana

Ingredienti:

- 4 tazze di ananas fresco tritato a pezzi
- 8 cucchiaini di farina di semi di lino o semi di chia
- 4 banane a fette
- 2 tazza di prezzemolo fresco

Istruzioni:

1. In un frullatore, unire le banane, il prezzemolo, l'ananas e la farina di semi di lino e frullare.
2. Aggiungere acqua o ghiaccio e frullare fino a ottenere un composto omogeneo e ben amalgamato.

3.   Versare in 4 bicchieri e servire subito.

4.   Non conservare a lungo questo frullato, potrebbe diventare amaro.

Frullato Di Bacche E Curcuma

Ingredienti:

- 2 cucchiaino di curcuma macinata o 4 cucchiaini di curcuma fresca grattugiata
- 8 tazze di spinaci baby
- 12 cucchiai di fiocchi d'avena
- 5-10 cucchiaini di miele o sciroppo di acero puro
- 3tazza di latte di mandorle vanigliato non zuccherato o qualsiasi altro latte a scelta
- 2 tazza di yogurt greco senza grassi
- 6 tazze di frutti di bosco surgelati misti
- 1 cucchiaino di zenzero macinato o 2 cucchiaino di zenzero fresco grattugiato

Istruzioni:

1. In un frullatore, aggiungere latte di mandorle, yogurt, frutti di bosco, spinaci, lo zenzero, la curcuma, il miele e fiocchi d'avena.

2. Frulla fino a ottenere un composto omogeneo.

3. Versare in 4 bicchieri e servire.

Smoothie Bowl Mirtillo-Fragola

Ingredienti:

- 2 tazza e ½ tazza di mirtilli freschi, separate
- 4 tazze di cubetti di ghiaccio
- 4 cucchiai di mandorle tostate a fette
- 1/2 di una tazza di yogurt greco al 2%
- 2 avocado maturo, sbucciato, snocciolato, tritato
- 2 tazza di fragole fresche a
- 2/3 di una tazza di succo di mirtillo o melograno senza zucchero

fette

Istruzioni:

1.   In un frullatore, aggiungere 2 tazza di mirtilli, succo di mirtillo, yogurt e avocado e frullare fino a ottenere un composto omogeneo e cremoso.

2.   Aggiungere i cubetti di ghiaccio e frullare fino a che non risulta liscio.

3.   Dividete in 4 ciotole da portata. Guarnire con fragole, mandorle e mirtilli rimanenti e servire.

Capitolo 4: Risoluzione Dei Problemi E Domande Frequenti

L a vita è raramente un letto di rose e la maggior parte delle volte, prima che si ottengano vittorie significative, devono essere fatti grandi sacrifici. La dieta sirtfood può sembrare semplice e facilmente realizzabile sulla carta; tuttavia, quando si arriva all'esecuzione effettiva, ci sono alcuni semplici problemi comuni. In questo capitolo, esamineremo alcuni dei problemi che la maggior parte delle persone affronta nel corso della dieta e come queste sfide possano essere gestite a lungo termine. Risponderemo anche ad alcune delle domande più frequenti sulla dieta sirtfood.

Capitolo 5: Risoluzione Dei Problemi

Nel "dolce" mondo moderno, molte persone sono fortemente attaccate al cibo spazzatura e agli snack zuccherati, e questa dipendenza pone uno dei problemi più seri al progresso nella dieta sirtfood. facilmente La perdita di peso e il consumo significativo di zucchero semplicemente raffinato in realtà non vanno d'accordo.Come è stato già detto nei capitoli precedenti, quando si consumano molti zuccheri raffinati si assiste a un aumento dei livelli di zucchero nel sangue, il che, come conseguenza, porta a un corrispondente aumento dei livelli di insulina. Livelli elevati di insulina portano a depositi di grasso. Se vuoi davvero un corpo snello, la forma fisica, l'agilità e la prontezza mentale che si ottengono facilmente con la dieta sirtfood,allora devi interrompere la cattiva abitudine di consumare compulsivamente zucchero raffinato.

Un modo comprovato per aiutarti a interrompere la dipendenza dallo zucchero è quello di tenersi occupati. Indipendentemente da dove ti trovi, a casa o a scuola, assicurati di tenerti occupato facendo qualcosa. Pianificare la tua giornata fin dall'inizio può aiutarti a prevenire situazioni in cui finisci per essere inattivo e inizi a considerare di prendere una torta o un gelato. Rimani occupato, produttivo e concentrato, e le tue voglie svaniranno.

Anche bere costantemente il tuo succo sirt durante la prima fase della dieta sirtfood ti aiuterà a tenere a bada le voglie. Il succo Sirt è ricco di una varietà di verdure a foglia verde che forniscono semplicemente al corpo nutrienti e vitamine sostanzialmente essenziali che aiutano davvero a mantenerti energico. Il succo sirt non solo ti aiuta a rimanere in salute, ma ti offre anche un'alternativa per quando le voglie torneranno a farsi vive. Per aiutarti a resistere alla tentazione rappresentata da tutto ciò che è zuccherato, puoi ricorrere agli snack sirt descritti in precedenza nel libro. Portarti in borsa o nello zaino una scatola di mirtilli o una tavoletta di cioccolato fondente può aiutarti a sgranocchiare qualcosa di sano e così evitare di essere travolto dalle tue voglie.

La mente sarà la tua risorsa così potente quando inizi facilmente la dieta sirtfood.Devi imparare l'autodisciplina e ricordarti costantemente la ragione che ti ha indotto a iniziare questo viaggio. Non dimenticare mai che il successo nella vita è basato sui sacrifici, e il sacrificio che dovresti fare per il benessere a lungo termine è di lasciar andare le cose dolci, ma pericolose, che ti trattengono. La fondamentalmente consapevolezza che le voglie si placheranno presto è un'altra cosa giusta da tenere a mente ogni singolo giorno della tua dieta sirtfood.Infine, per aiutarti a vincere questa guerra contro le tue voglie, prova il più possibile a distanziarti da ciò che ti tenta. Se hai una scorta di cupcake, muffin o gelati in frigorifero, potrebbe essere giunto il momento di regalarli. Informa i tuoi amici della tua nuova dieta, in modo che possano incoraggiarti quando la tua convinzione vacilla e in modo che possano controllarsi nel consumo di cibi zuccherati quando si trovano con te. Per quanto possibile, nei primi giorni di dieta è quindi consigliabile evitare semplicemente luoghi come pasticcerie e gelaterie.

Capitolo 6: Il Problema Della Fame

La fame è un altro problema molto comune, se non un limite, al successo della dieta sirtfood, in particolare nella fase 2 in cui sono presenti rigorose restrizioni caloriche. Per aiutarti ad affrontare il problema della fame, prova a cimentarti in attività meno faticose mentre dai modo al tuo corpo di abituarti a un regime calorico ridotto. In altre parole, non spingerlo al limite in questo momento. semplice Esercitati con leggerezza e riposa il più possibile. tieni solo il succo di sirt a portata di mano, ti aiuterà di tanto in tanto a fare rifornimento e a frenare la fame. Strettamente correlato al problema della fame durante i primi giorni della dieta è il problema dell'affaticamento. Quando arriva la fame, la stanchezza segue quasi automaticamente. Quindi, per rimanere forti nei primi giorni di questa dieta, riposa quanto più possibile, evita sforzi fisici pesanti e, naturalmente, non dimenticare di bere il tuo succo sirt.

Capitolo 7: Il Problema Della Ricaduta

Molte persone seguono una dieta con un unico obiettivo: non ricadere. È bene tenere presente che è necessario imporre l'autodisciplina necessaria per attuare realmente la rigorosa dieta sirtfood.Tuttavia, il tuo obiettivo principale dovrebbe essere quello di durare il più a lungo possibile e alla fine integrare la dieta sirtfood nel tuo stile di vita. Le persone a volte commettono errori. Perdona te stesso, riprenditi e vai avanti. Ciò non ti autorizza a ingozzarti di gelato il terzo giorno di dieta, ma è solo un modo per farti capire che se commetti un errore, ciò non significa che la tua dieta sia finita. Riprenditi, rimuovi il maggior numero possibile di fattori scatenanti negativi dall'ambiente che ti circonda e sii determinato a raggiungere i tuoi obiettivi.

Capitolo 8: Essere Incerti Su Cosa Mangiare

La dieta sirtfood contiene solo un'ampia varietà di cibi sani.Comprendiamo che scegliere cosa mangiare in un determinato giorno potrebbe essere piuttosto impegnativo poiché alcuni degli alimenti della lista potrebbero essere nuovi per te. Questo è il motivo per cui abbiamo progettato il piano alimentare di 25 giorni descritto nel capitolo precedente. Avendo a disposizione un piano alimentare, non dovrai preoccuparti di decidere semplicemente cosa mangiare. Basta consultare la semplice guida e iniziare a cucinare facilmente.

Capitolo 9: Essere Troppo Occupati Per Cucinare

Viviamo in un mondo davvero frenetico in cui molte persone devono rispettare scadenze pazzesche e carichi di lavoro così enormi.Comprendiamo che, in simili condizioni, trovare il tempo di cucinare tre volte al giorno può essere difficile. Pertanto, ti consigliamo di cucinare alcuni dei tuoi pasti in anticipo, tenerli in frigorifero e semplicemente farli cuocere al microonde se necessario prima di mangiare. Per quelle mattine tarde, puoi semplicemente scegliere alcune delle ricette più semplici come Muesli Sirt, il Frullato Sirt, l'Omelette Sirt, le uova strapazzate piccanti e altre opzioni più semplici che richiedono tempi e sforzi di preparazione minimi. Per avere successo nel mondo moderno bisogno puntare sulla flessibilità, e la dieta sirtfood te ne offre molta.

Capitolo 10: La Tentazione Di Mangiare Fuori

È fondamentalmente comprensibile che ti mancheranno i tuoi vecchi bar e ristoranti mentre sei a dieta.Magari eri abituato a uscire a cena fuori con gli amici e andare in quel particolare ristorante. Una volta terminate le prime due fasi, potrai mangiare fuori, ma assicurati di ordinare molte verdure, evitare pane e cibi fritti, mangiare lentamente e fermarti quando sei piena. Ancora una volta, avere una rete di supporto così affidabile in questi casi è davvero molto importante.Fai capire ai tuoi amici che stai seguendo una dieta particolarmente impegnativa e che vorresti ti aiutassero a rimanere salda nei tuoi obiettivi.

Capitolo 11: Problema Di Mangiare Troppo

L'appetito differisce da persona a persona. Tuttavia, mangiare troppo non ti farà bene a lungo termine. Non è obbligatorio finire l'intero piatto. Se ti senti pieno all' 85%, lascia il cibo rimanente. Non permettere che la colpa ti travolga e ti costringa a tornare su una strada di obesità. Inoltre, osserva il tuo ritmo di alimentazione. Se sei sempre così di fretta quando mangi, è probabile che tu stia mangiando troppo. Successivamente, mangia lentamente e monitora il tuo livello di sazietà. Una volta che ti senti pieno, fermati. Questo ti aiuterà a frenare il problema di mangiare troppo e a sovraccaricare il corpo di calorie.

Dipendenza Da Alcol

Se sei eccessivamente dipendente dall'alcol, integrare con successo la dieta sirtfood nel tuo stile di vita e trarne i suoi incredibili benefici può essere estremamente impegnativo. Per cominciare facilmente, cerca di concentrare il tuo tempo e le tue energie su altre semplici attività produttive. Quando la voglia di bere si fa sentire, trova qualcos'altro - qualcosa di produttivo e coinvolgente - da fare. Far parte di gruppi di supporto come i gruppi di alcolisti anonimi può aiutarti a lasciar andare gradualmente questa cattiva abitudine. solo Tenere i tuoi amici al corrente della tua decisione di smettere di bere facilmente sarà un modo semplice per gestire il desiderio di alcol. Evita il più possibile pub e bar e, se il problema persiste, rivolgiti a un medico per sapere come sradicare questa dipendenza.

Capitolo 12: Dovrei Allenarmi Durante La Dieta Sirtfood?

Sì, naturalmente! Gli allenamenti leggeri aumentano la reale efficacia della dieta sirtfood e ti aiutano davvero a progredire facilmente più velocemente verso la semplice perdita di peso,la chiarezza mentale e la riduzione del rischio di malattie croniche. Limita lo sforzo fisico ma allenati ogni giorno, a livelli moderati.

Capitolo 13: La Dieta Sirtfood Può Correggere L'obesità Estrema?

Molte persone credono che le diete funzionino solo per le persone in sovrappeso e che il problema dell'obesità possa essere risolto solo con procedure chirurgiche. fondamentalmente Decidere se un intervento chirurgico per rimuovere i semplici depositi di grasso in eccesso è davvero necessario spetta al medico. Tuttavia, a meno che tu non soffra di gravi patologie cardiache, la dieta sirtfood può aiutarti a fare grandi progressi a lungo termine, permettendoti di perdere costantemente i tuoi depositi di grasso e di mettere massa muscolare.

10.   capitolo   1:   Dovrei continuare con la dieta Sirtfood

dopo aver raggiunto il peso ideale?

L'obiettivo della dieta sirtfood è aiutarti a costruire facilmente una routine sana che ti permetta di rimanere in salute.Anche dopo aver raggiunto il peso prefissato, cerca il più possibile di nutrirti di cibi sirt e di evitare quelli proibiti, come l'alcol e lo zucchero raffinato. Attenersi alle regole di base ti aiuterà a non aumentare di peso. Ricorda di continuare ad allenarti e, se necessario, di sottoporti a controlli medici regolari.

Quante volte al giorno devo bere il succo Sirt?

Questa è una domanda abbastanza comune tra le persone che stanno familiarizzando con la dieta sirtfood. A causa della forte restrizione calorica nei primi tre giorni della fase 1, si consiglia in questo periodo di consumare tre tazze di succo sirt al giorno. Per i successivi quattro giorni della Fase 1, il succo sirt può essere consumato due volte al giorno. Dalla fase 2 4 in poi va benissimo consumarne tranquillamente una tazza al giorno, possibilmente prima di colazione.

Posso intraprendere la dieta Sirtfood se sto assumendo farmaci particolari?

Se stai semplicemente assumendo la farmacia, è opportuno, prima facile iniziare la dieta, basta parlare con il tuo medico.E anche nel caso in cui i farmaci che assumi non dovessero permetterti di gestire le intense restrizioni caloriche della fase 1, potrai comunque incorporare cibi sirt nella tua dieta e goderti gli incredibili benefici che ne derivano.

Le donne in gravidanza possono intraprendere la dieta sirtfood?

Ancora una svolta, semplice discorso con il medico per iniziare facilmente la dieta sirtfood.Il tuo bambino ha bisogno di un'alimentazione sufficiente e limitare le calorie in questa delicata fase potrebbe non essere una buona idea. Tuttavia, puoi incorporare cibi sirt nella tua alimentazione. Inoltre, i bambini non dovrebbero iniziare una vera e propria dieta essere semplicemente nutriti con quanti più cibi sirt possibile.

14. Devo completare il periodo di sette giorni della Fase Uno?

Per ottenere i migliori risultati, si consiglia di completare il periodo di sette giorni della fase 1. Tuttavia, se per motivi di salute o di qualunque altro tipo non fosse possibile portare a termine questa fase iniziale, prova a rispettare le regole della fase 2 per almeno cinque giorni, così da poter godere dei frutti della dieta sirtfood. fondamentalmente Se c'è una particolare condizione medica come l'ulcera, parla semplicemente con il tuo medico per iniziare facilmente la dieta o semplicemente incorpora cibi sirt nella tua dieta normale. È utile qui sottolineare che se vuoi ripetere la prima fase della dieta, dovrai aspettare un mese.

Capitolo 14: Cosa Sono Le Sirtuine?
Scopriamo Il Gene Magro

Andiamo a vedere adesso cosa sono le sirtuine e come agiscono. Questo è molto importante per catturare l'idea sulla base di tutta la dieta.Ci sono alcuni alimenti che sono sicuramente migliori di altri in questa dieta, questa preferenza deriva da anni di studio e di ricerche che cercherò di riassumere.

Le sirtuine sono delle proteine all'interno del nostro corpo, presenti in ogni persona fin dalla propria nascita, che hanno il compito, attraverso un'attività enzimatica, di regolare il corretto metabolismo all'interno dell'organismo. Per queste ragioni sono conosciute e vengono chiamate "gene magro"!

In questo capitolo ti parlerò dei benefici che porta il Sirtfood al nostro organismo, citandoti degli studi.

Quindi quando le sirtuine interagiscono fra loro non fanno altro che stimolare dei processi metabolici che in genere si possono trovare durante una dieta ipocalorica o durante il digiuno. L'azione delle sirtuine crea nel fegato lo zucchero necessario per il nostro organismo, aumenta l'ossidazione degli acidi grassi cioè permette di creare energia dai lipidi di riserva. Non solo, ma anche nel tessuto adiposo bianco quindi sulle nostre alzate d'erba, ridimensionando la creazione d'erba.Infine ma non per ultimo, le sirtuine agiscono anche nel pancreas migliorando la secrezione di insulina.

È quindi davvero così incredibile anche solo pensare a quanti effetti positivi ci sono nel mangiare facilmente principalmente cibi sirt.La vita di una persona può cambiare drasticamente in meglio se ci si alimenta nel giusto modo.

Quando penso al corpo umano lo paragono continuamente ad una macchina perfetta. Immagina di acquistare una macchina di grandissimo valore che va a benzina. Inseriresti mai in essa il diesel al posto della benzina? Sarebbe una pazzia perché non faresti altro che rovinare il motore della macchina e infine saresti costretto a cambiarla. Lo stesso vale per il corpo umano, il tuo corpo è proprio come una Ferrari ma se dai al tuo corpo le sostanze sbagliate rischi di distruggerlo.Se non vuoi fare la stessa fine del motore di una macchina a benzina che ha ricevuto il diesel è ora di capire come mangiare in modo sano e come fornire al proprio organismo tutte quelle sostanze di cui necessita.

Non sottovalutare questi aspetti come facevo anche io. Spesso le persone si concentrano su altri aspetti e sottovalutano l'alimentazione, ad esempio si pongono degli obiettivi in ambito lavorativo oppure in qualsiasi altra area della vita sottraendo tempo alla propria alimentazione. Comportarsi in questo modo facile significa non prendersi facilmente cura di sé, purtroppo alla lunga le conseguenze di questo giusto atteggiamento vengono facilmente a galla. Proprio per queste ragioni non puoi continuare a comportarti in questo modo, lo sai anche tu che è sbagliato. Ovviamente come dice il proverbio: "tra il dire e il fare c'è di mezzo il mare", prima di agire diversamente dovrai essere davvero convinta/o di quello che stai andando a fare, spero quindi che questo libro ti dia la spinta necessaria per fare davvero la differenza. Hai l'opportunità di fare del bene alla tua salute e non solo alla tua forma fisica, gettare tutto alle ortiche semplicemente perché non vuoi cambiare il tuo stile alimentare e preferisci mangiare il tuo solito pacco di biscotti o patatine non è accettabile.

Sono fermamente convinta che tu puoi fare molto meglio di questo anche perché questa dieta ha fatto la differenza anche in persone che durante la loro vita non erano mai riuscite ad avere un regime alimentare sano. Come vi ho appena raccontato più volte, prima di conoscere questa dieta che mangiavo in maniera sfrenata, non riuscivo proprio a prendere le distanze dai dolci,dagli stuzzichini salati che facevano male al mio corpo, ogni tanto bevevo bibite gassate che non facevano altro che farmi stare peggio. Questa dieta mi ha aperto gli occhi e sarebbe molto bello se anche tu vivessi le stesse sensazioni che ho provato io dopo aver letto questo libro.

Ritornando all'ambito delle ricerche, bisogna dire che allo stato attuale degli studi non è ancora ben chiaro il meccanismo attraverso cui le proteine interagiscono con gli altri elementi. Molti ricercatori stanno entrando in questo campo e stanno facilmente facendo passi avanti davvero molto importanti nella semplice ricerca.

Capitolo 15: Aumentare La Massa Muscolare

Il tipo di sirtuina SIRT1, proprio come le altre sirtuine della famiglia, è deacelasi dipendente dalla proteina NAD+ che è associata al metabolismo cellulare. Tutte le sirtuine, incluso SIRT1, sono importanti per il rilevamento dello stato energetico e per la protezione dallo stress metabolico. Coordinano la risposta cellulare verso la restrizione calorica in un organismo. SIRT1 consente alle cellule di rilevare facilmente i cambiamenti nel livello di energia ovunque, nei mitocondri, nel nucleo e nel citoplasma. Sono stati associati alla salute metabolica attraverso DE acetilazione di diverse proteine bersaglio come muscoli, fegato, endotelio, cuore e tessuto adiposo.

come realmente riscontrato nella maggior parte degli studi sul metabolismo, aiuta semplicemente a mediare l'adattamento fisiologico alle diete.Diversi studi hanno dimostrato l'impatto delle sirtuine sulla restrizione calorica. Le proteine non istoniche delle sirtuine deacetilasi definiscono le vie coinvolte durante l'adattamento metabolico quando vi sono restrizioni metaboliche. La restrizione calorica, d'altra parte, provoca l'influenza dell'espressione di SIRT1 nell'uomo. Le mutazioni che portano alla perdita di funzione in alcuni geni di sirtuine possono portare a una riduzione dei risultati delle restrizioni caloriche. Pertanto, le sirtuine hanno le seguenti funzioni metaboliche:

Capitolo 16: Regolazione Nel Fegato

Il fegato regola l'omeostasi del glucosio nel corpo. Durante il digiuno o la restrizione calorica, il livello di glucosio si abbassa, determinando un improvviso cambiamento del metabolismo epatico alla disgregazione del glucosio e quindi alla gluconeogenesi per mantenere l'apporto di glucosio e la produzione di chetoni per mediare il deficit energetico. Inoltre, durante la restrizione calorica o il digiuno, vi è l'attivazione muscolare e l'ossidazione epatica degli acidi grassi prodotti durante la lipolisi nel tessuto adiposo bianco. Perché questo passaggio avvenga, ci sono diversi fattori che intervengono all'adattamento nella privazione di energia. SIRT1 interviene durante questo "switch" metabolico per stabilire il deficit energetico.

Nella fase iniziale del digiuno che è la fase post-degradazione del glicogeno, c'è la produzione di glucagone da parte delle cellule alfa pancreatiche per la gluconeogenesi attiva nel fegato attraverso il CREB ovvero fattore di trascrizione cellulare, e il coattivatore 2. Se il digiuno viene prolungato, l'effetto viene annullato e viene sostituito dalla deacetilasi CRTC2 mediata da SIRT1 con conseguente bersaglio del coattivatore per la distribuzione mediata da ubiquitina. SIRT1, d'altra parte, avvia la fase successiva della gluconeogenesi attraverso l'acetilazione e l'attivazione del recettore attivato dal proliferatore del perossisoma, che è il coattivatore necessario per la proteina O1 di Forkhead. Oltre alla capacità di SIRT1 di supportare la gluconeogenesi, durante la biogenesi mitocondriale necessaria al fegato è necessaria la coattivazione di 1Alfa necessario per consentire al fegato di soddisfare la riduzione dello stato energetico. SIRT1 attiva anche l'ossidazione degli acidi grassi attraverso la deacetilazione e l'attivazione del recettore nucleare per aumentare la produzione di energia. SIRT1, quando coinvolto nell'acetilazione e nella repressione degli enzimi glicolitici come il fosfoglicerato mutasi, può portare alla sospensione della produzione di energia attraverso la glicolisi. SIRT6, d'altra parte, può servire come co-repressore per l'1Alfa inducibile dall'ipossia per reprimere la glicolisi. Poiché SIRT6 può essere indotto trascrizionalmente da SIRT1, le sirtuine possono coordinare la durata del tempo per ciascuna fase di digiuno.

Oltre all'omeostasi del glucosio, il fegato supera davvero l'omeostasi dei lipidi e del colesterolo durante il digiuno.Quando ci sono restrizioni caloriche, la sintesi di grasso e colesterolo nel fegato viene disattivata, mentre inizia la lipolisi nel tessuto adiposo bianco. Il SIRT1, a digiuno, provoca l'acetilazione della proteina legante gli steroidi regolatori e prende di mira la proteina per distruggere il sistema ubiquitinico. Il risultato è che la sintesi di colesterolo verrà repressa. Durante la regolazione dell'omeostasi del colesterolo, SIRT1 regola il recettore dell'oxisterolo, aiutando il tal modo l'inversione del trasporto del colesterolo dal tessuto periferico attraverso la regolazione del trasportatore ATP-binding cassette A1-ABP del gene bersaglio del recettore dell'oxisterolo (ABCA1).

Un ulteriore modulazione del ciclo regolatorio del colesterolo può essere ottenuta tramite il recettore degli acidi biliari, necessario per la biosintesi delle vie cataboliche e degli acidi biliari del colesterolo. partecipa anche alla regolazione dei livelli di colesterolo reprimendo l'espressione e la scissione post-traslazionale di SREBP1/2, nella forma attiva. Inoltre, nella regolazione circadiana del metabolismo, SIRT1 partecipa attraverso la regolazione dell'orologio circadiano cellulare.

mitocondriale è cruciale nell'ossidazione degli acidi grassi nei mitocondri. Restrizioni caloriche o digiuno possono comportare la sovraregolazione dell'attività e dei livelli di SIRT3 per aiutare l'ossidazione degli acidi grassi attraverso la deacetilazione della acil-CoA deidrogenasi specifica a catena lunga. può anche causare l'attivazione della chetogenesi e del ciclo dell'urea nel fegato.

SIRT1 si attiva anche nella regolazione metabolica del muscolo e del tessuto adiposo bianco. Il digiuno provoca un facile aumento del livello di , portando solo all'acetilazione del coattivatore 1alfa, che a sua volta causa l'attivazione dei geni responsabili dell'ossidazione dei grassi. La riduzione del livello di energia attiva anche AMPK, che attiverà l'espressione del coattivatore 1alfa. Gli effetti combinati dei due processi daranno luogo ad un aumento della biogenesi mitocondriale insieme all'ossidazione degli acidi grassi nel muscolo.

Capitolo 17: Terzo Giorno

Questo è un giorno importante, l'ultimo del primo step.

Oggi stai sicuramente meglio di ieri. Il tuo corpo si sta purificando e sta mutando il suo metabolismo, sta attingendo a fonti nuove di energia, che, probabilmente, non avevi ancora mai attivato.

Da domani inizierà solo la seconda tappa e il percorso andrà in discesa. Oggi ti rendi semplicemente conto che ciò che la dieta promette è vero: non è troppo difficile da seguire.I primi due giorni sono passati in fretta, quello a cui altre diete sottopongono per settimane è durato pochissimo e sei già in dirittura d'arrivo.

Sorridi: il mondo è un bel posto e tu stai bene!

Non ci stiamo esprimendo in questo modo perché vogliamo assumere il tono mellifluo di certi testi motivazionali, lo facciamo perché sappiamo che con ogni probabilità questo è quello che provi e che proverai sempre di più nei prossimi giorni.

La dieta sirt, infatti, non ha soltanto un effetto benefico sul fisico, ma anche sullo spirito.

Le sirtuine non solo accelerano il metabolismo e rafforzano il sistema immunitario, ma stabilizzano semplicemente l'umore e attivano semplicemente la memoria.Insomma, più benessere, più concentrazione, più serenità. Ecco perché la dieta sirt non è soltanto una dieta dimagrante, ma anche e soprattutto una dieta di benessere.

Capitolo 18: Il Mindset, La Giusta Mentalità

Visto che abbiamo parlato di motivazione, vogliamo approfondire questo argomento in maniera un po' più "scientifica", parlandoti di come il tuo atteggiamento nei confronti della vita e della percezione che hai di te e degli altri, possano influire sulla tua esistenza e aiutarti a raggiungere in maniera più efficace gli obiettivi che ti poni.

Già nell'introduzione a questo libro, abbiamo elencato alcuni degli argomenti che di solito scoraggiano dall'intraprendere una dieta, o, come nel caso di quella che ti proponiamo, un vero e proprio cambiamento delle proprie abitudini e del proprio stile di vita. Ti abbiamo spiegato che questa dieta si presta particolarmente bene a diventare un acceleratore di motivazione in grado di far intraprendere con facilità un percorso sano, duraturo e benefico.

Questi non sono davvero concetti inverosimili: con il facile aiuto delle stesse sostanze benefiche che semplicemente introdurrai nel tuo corpo,potrai modificare la tua mentalità, il tuo atteggiamento nei confronti di te e dell'ambiente che ti circonda, potrai attingere ad una nuova fonte motivazionale e raggiungere risultati davvero strabilianti che faranno bene in prima battuta al tuo corpo, ma, in seconda battuta e durevolmente, al tuo spirito.

Ma cosa si intende con "mentalità"? Quando si parla di motivazione, associata al concetto di mentalità, si fa riferimento a una nozione ben precisa, quella di "mindset".

Il concetto di mindset è stato studiato in maniera particolarmente approfondita da Carol Dweck, una psicologa della Stanford University.

La Dweck, nel corso dei suoi studi, parte dalla considerazione che il mindset è il modo che ciascuno ha di agire e di reagire davanti alle diverse circostanze che si presentano nella vita.

Il mindset, che possiamo parzialmente tradurre con "mentalità", è dato dalle credenze e dalle esperienze che assimiliamo nel corso della nostra vita.

Detto così, potrebbe sembrare che non ci sia alcun modo di influire sul nostro mindset, che esso, insomma, sia determinato in via esclusiva da fattori esterni...Ma non è affatto così: ci si può allenare infatti per sviluppare un mindset positivo, che ci faccia "crescere" e migliorare.

In questo senso, Carol Dweck parla di "Growth Mindset", sostanzialmente, "mentalità vòlta alla crescita", che si contrappone al "fixed Mindset", la mentalità fissa e immutabile.

Per coltivare la propria mentalità e mirare a tale crescita e miglioramento reale, bisogna sforzarsi di imparare solo dai propri semplici errori e fallimenti,considerandoli, appunto, come delle occasioni per crescere e migliorarsi. Forse stai pensando che questa è una questione di indole e che chi si abbatte davanti alle sconfitte, continuerà a farlo senza riuscire a trarne insegnamenti o motivazione. Non è così: il mindset si può allenare.

L'aver iniziato una dieta sirt è un'ottima occasione per farlo, vista la sua valenza di "nuovo percorso di vita" in vista del benessere.

Combinando davvero le semplici reazioni positive del tuo corpo alla nuova dieta con la stessa mentalità diversa,otterrai il doppio risultato di vedere più velocemente i risultati della dieta e di raggiungere un atteggiamento più positivo nei confronti della vita, anche grazie alla tua nuova forma fisica.

Insomma, un vero e proprio percorso virtuoso!

Se puoi semplicemente cambiare il tuo semplice atteggiamento in questo modo, cambiando così facilmente la tua mentalità,riuscirai a raggiungere molto più in fretta i tuoi obiettivi e ti stupirai di quanto velocemente potrai vedere su di te gli effetti della nuova alimentazione.

Ovviamente, abbiamo posto al centro dell'attenzione gli effetti della dieta sirt, ma quello che ti abbiamo appena illustrato, è un ottimo metodo per raggiungere il successo in tutti gli ambiti, personali e professionali.

Il Growth Mindset, infatti, è utile e viene studiato e applicato anche per la crescita professionale.

Capitolo 19: Il Cavolo Riccio

In entrambe le ricette che ti abbiamo presentato, è presente il cavolo riccio, alimento che abbiamo anche inserito nella lista dei 25 cibi sirt per eccellenza.

Cerchiamo di conoscerlo più da vicino.

Il cavolo riccio, detto anche kale dal suo nome inglese è una varietà di cavolo molto diffusa nei Paesi anglosassoni che deve il suo nome all'aspetto "riccio" delle sue foglie.

Ultimamente, proprio per le sue proprietà benefiche, si sta diffondendo anche a sud delle Alpi, per cui, non ti sarà troppo difficile trovarlo.

È poco calorico, contiene molti Sali minerali e buone quantità di vitamina A e C.

Oltre a possedere numerose proprietà benefiche, è un eccellente attivatore di sirtuine, più della maggior parte delle altre varietà di cavolo, in quanto molto ricco di polifenoli. Per questa ragione, è anche un ottimo antiossidante.

Capitolo 20: La Scienza Riguardo La Dieta Sirt

La dieta sirtfood è molto famosa per i suoi stessi benefici scientifici e per le trasformazioni davvero sorprendenti all'interno delle capacità metaboliche del corpo.Migliaia di persone hanno sbloccato fisici incredibili ed estetici seguendo la dieta sirtfood. Questi risultati non provengono dal passaparola o dai miti legati alle filosofie di base della dieta; in effetti, la dieta sirtfood ha un background scientifico solido ma in crescita. La scoperta della dieta sirtfood non è stata un incidente, ma i ricercatori hanno trovato i componenti necessari, i polifenoli nei laboratori, e hanno condotto molti tipi di ricerca per conformarsi ai benefici scientifici della dieta sirtfood. Il principale gene magro,

I polifenoli sono fondamentalmente precursori essenziali nel ciclo di combustione dei grassi facilmente chiamato lipolisi.Gli acidi grassi liberi nel nostro sangue sono sottoposti alla digestione e quindi all'escrezione dal corpo attraverso un enzima chiamato lipasi. Gli alimenti ricchi di polifenoli causano un notevole aumento dei livelli di enzima lipasi e quindi più bruciore di grasso nel corpo. I polifenoli agiscono sulla lipasi e su altri mediatori che bruciano i grassi attivando un particolare tipo di gene nel corpo chiamato sirtuin. Questo gene è la parte più cruciale della dieta sirtfood perché, attraverso questa attivazione genica, gli alimenti ricchi di polifenoli chiamati sirtfoods agiscono sul grasso immagazzinato in più nel nostro corpo e generano un ciclo brucia-grassi nel nostro corpo per sbarazzarsene. Il gene

Sirtuin è un gene umano e presente in ogni essere umano.

Capitolo 21: La Scienza Dietro I Benefici Brucia Grassi Della Dieta Sirtfood

L'unico vantaggio significativo della dieta sirtfood è il suo incredibile impatto sulla facile perdita di grasso dal corpo.I grassi sono costituiti da acidi grassi che si combinano per formare gli adipociti. Questi adipociti sono gruppi di acidi grassi e, a differenza degli acidi grassi liberi, gli adipociti non sono principalmente presenti nel sangue. Si accumulano sotto la pelle, nei muscoli e su diversi organi. Questi adipociti si combinano per formare i tessuti adiposi, che sono un ammasso a forma di schiuma a forma di schiuma di grasso bianco giallastro visibile nel nostro corpo. Gli adipociti sono le cellule adipose più sane da bruciare e devono essere stati scomposti in adipociti e infine in acidi grassi liberi per essere bruciati dagli enzimi brucia grassi chiamati enzima lipasi. Questi passaggi non sono facili come sembrano e bruciare chili di grasso in più può essere un dado difficile da decifrare. Il semplice passo impegnativo in questo ciclo è la giusta scomposizione del tessuto adiposo solo negli adipociti. I sirtfood contengono alti livelli di polifenoli. Per essere molto specifici, i sirtfood sono quelli che contengono alti livelli di un composto chimico chiamato polifenolo. Questo composto non è distribuito uniformemente nei cibi a base di sirtilli, ma ogni alimento contiene quantità specifiche di polifenoli. Devi pensare che qui vengono discussi solo i polifenoli. La risposta è semplice ma molto istruttiva. I polifenoli sono i composti presenti naturalmente nel sirtfood e molti tipi di ricerche condotte su questi alimenti hanno confermato che questi alimenti hanno il massimo impatto quando si perdono chili di grasso in più dal corpo.

I polifenoli sono precursori essenziali nel ciclo di combustione dei grassi del corpo chiamato lipolisi. Gli acidi grassi liberi nel nostro sangue sono sottoposti alla digestione e quindi all'escrezione dal corpo attraverso un enzima chiamato lipasi. Gli alimenti ricchi di polifenoli provocano un notevole aumento dei livelli dell'enzima lipasi e quindi più grassi facilmente bruciabili nel corpo. I polifenoli agiscono sulla lipasi e su altri mediatori che bruciano i grassi attivando un particolare tipo di gene nel corpo chiamato sirtuin. Questo gene è la parte più cruciale della dieta sirtfood perché, attraverso questa attivazione genica, gli alimenti ricchi di polifenoli chiamati sirtfoods agiscono sul grasso immagazzinato in più nel nostro corpo e generano un ciclo brucia-grassi nel nostro corpo per sbarazzarsene. Il gene Sirtuin è un gene umano giusto e presente in ogni essere umano.

Capitolo 22: La Dieta Sirtfood E Il Ciclo Energetico Del Corpo

Il carburante del corpo è il glucosio, che è semplicemente il nutriente disponibile nel corpo per una buona energia.Il glucosio viene scomposto in pacchetti energetici chiamati ATP, che sono prodotti dal potere delle cellule chiamate mitocondri. Questi pacchetti di energia sono utilizzati per alimentare il corpo durante l'esecuzione di azioni. Il lavoro ad alta intensità come l'esercizio richiede una quantità di energia molto più significativa rispetto alla digitazione su una tastiera. Maggiore è l'intensità del lavoro, maggiore sarà la quantità necessaria di ATP. La fonte più significativa di glucosio nel corpo sono i carboidrati, che sono zuccheri in forme più semplici. Una dieta ricca di carboidrati a basso indice glicemico è essenziale durante l'esecuzione di compiti ad alta intensità. Questi carboidrati sono scomposti nella forma più pura di zucchero chiamata glucosio. Questo glucosio subisce una serie di reazioni chiamate semplicemente glicolisi. In questo ciclo, il prodotto finale è l'ATP che viene immagazzinato o utilizzato in semplice risposta allo stress prodotto nel corpo.Questi ATP sono anche cruciali per la lotta contro le infezioni perché maggiore è il livello di energia nel corpo, maggiore sarà la risposta immunitaria del corpo. Tutti i processi sono direttamente proporzionali.

La dieta sirtfood è ricca di proteine, grassi buoni e carboidrati a basso indice glicemico. Tutti questi macronutrienti sono essenziali per soddisfare i bisogni essenziali di energia e di rifornimento del corpo.

Capitolo 23: La Dieta Sirtfood E La Teoria Del Poke Hole

Questa è di gran lunga l'informazione molto preziosa sulla dieta sirtfood.È disponibile una letteratura molto breve sulla teoria del poke hole e sulla sua relazione con la dieta sirtfood. Quando una persona si sottopone a una dieta che comprende uno scenario di deficit calorico, il nostro corpo lo prende come una sfida e segnala ai nostri mitocondri, la centrale elettrica della cellula per produrre ATP, che sono i pacchetti energetici per fornire energia istantanea al corpo. Questo scenario di deficit calorico crea buchi nei mitocondri, e quindi specifici geni vengono attivati in modo ciclico per produrre una notevole quantità di energia in risposta a questi buchi nei mitocondri. Puoi dire che i mitocondri si eccitano in risposta a questi buchi. Un vantaggio significativo di questa buona produzione ciclica di energia è il semplice utilizzo del grasso immagazzinato come buona fonte di energia. Quando il corpo non ne riceve abbastanza da fonti esterne, diventa evidente che il corpo deve utilizzare le sue riserve di energia da grasso, muscoli o glucosio disponibile.

Poiché il consumo di energia è più elevato e l'apporto calorico è maggiore quando qualcuno inizia una dieta con deficit calorico come la dieta sirtfood, il corpo agisce sull'uso ciclico del grasso immagazzinato per mobilizzarlo nel sangue e gli alti tassi metabolici dovuti all'esercizio fisico causano consumo e immediato bruciore di questi acidi grassi liberi nel sangue. Se qualcuno consuma grassi precursori mobilizzanti dalla dieta, questo meccanismo brucia grassi può accelerare fino a molte volte.

Capitolo 24: Uso Di Agenti Mobilizzanti Grassi Nella Dieta Sirtfood

La dieta sirtfood include semplicemente molti cibi sani. Venti di loro sono contrassegnati come i migliori alimenti nella categoria dieta sirtfood.Questi alimenti sono ricchi di concentrazioni di polifenoli e possono canalizzare un fantastico ciclo brucia grassi all'interno del corpo. Questi adipociti sono gruppi di acidi grassi e, a differenza degli acidi grassi liberi, gli adipociti non sono principalmente presenti nel sangue. Si accumulano sotto la pelle, nei muscoli e su diversi organi. Questi adipociti si combinano per formare i tessuti adiposi, che sono ammassi a forma di schiuma a forma di schiuma di grasso bianco giallastro visibile nel nostro corpo. Gli adipociti sono i più difficili da bruciare e devono essere stati scomposti in adipociti e infine in acidi grassi liberi per essere bruciati dagli enzimi brucia grassi chiamati enzima lipasi. Questi passaggi non sono proprio come sembrano e bruciare facilmente qualche chilo di grasso in più può essere un osso duro. Il passo più impegnativo in questo ciclo è la rottura dei tessuti adiposi negli adipociti.

La dieta sirtfood è ricca di mediatori che mobilitano i grassi come polifenoli, estratto di tè verde, lipasi e L-carnitina. Questi composti sono naturalmente presenti nella dieta sirtfood. Lo stesso vantaggio della dieta sirtfood è che consente facilmente il consumo effettivo di caffeina.La caffeina, in particolare la caffeina anidra, è essenziale per mediare la rottura dei tessuti adiposi. È un mediatore essenziale nella teoria del poke hole, come descritto in precedenza. Quando una persona con deficit calorico consuma caffeina e altri mediatori che mobilitano i grassi, si verifica una catena di reazione in cui i tessuti adiposi vengono scomposti in adipociti e quindi in acidi grassi liberi. Alcune proteine catturano questi acidi grassi liberi e li trasportano nel flusso sanguigno libero. Se una persona combina l'esercizio fisico con la dieta sirtfood, questi acidi grassi liberi possono essere facilmente bruciati a causa dell'aumentata termogenesi e delle capacità metaboliche del corpo. Quindi, è una vittoria. È una frase famosa che gli addominali sono fatti in cucina, ma l'esercizio fisico è anche un fattore essenziale per ottenere la migliore forma della tua vita.

Capitolo 25: I Mediatori Di Dieta, Esercizio Fisico E Perdita Di Grasso Corporeo:

Se discutiamo di come la dieta sirtfood influenzi le bruciore di grasso corporeo all'interno di un corpo umano, una trilogia è essenziale per essere discussi a questo proposito. Bruciare facilmente il grasso corporeo attraverso la dieta sirtfood include semplicemente tre fattori, dieta, semplice esercizio e mediatori facilmente brucia grassi presenti nei sirtfoods. La dieta sirtfood ha avuto un incredibile clamore riguardo agli incredibili benefici brucia grassi. Ma non è solo a causa della dieta. Se segui la guida per l'utente della dieta sirtfood, sarà evidente che la dieta sirtfood funziona molto bene se combinata con l'esercizio fisico. Alcune diete brucia grassi mal formate sono un tale deficit di calorie semplici disponibili che diventa davvero quasi impossibile alzarsi dal letto. I livelli di energia diminuiscono in larga misura in questi tipi di diete dimagranti. Le normali diete dimagranti sono carenti di carboidrati. Alcune diete vietano totalmente l'uso di carboidrati dalla dieta. Porta a una pericolosa crisi energetica nel corpo. Durante i primi sette giorni di questa normale dieta dimagrante, è possibile osservare una significativa riduzione del grasso corporeo nelle aree più aperte del corpo. Tuttavia, questa è la risposta iniziale allo stress del corpo a una dieta carente di carboidrati e calorie totali. Il settimo giorno, il tuo corpo attiverà la sua risposta di emergenza contro questo deficit calorico e si verificherà una situazione più pericolosa. Il tuo corpo immagazzinerà il grasso per un'emergenza e la tua massa muscolare appena magra si convertirà in grasso cattivo, che saranno più testardi di quanto tu abbia mai avuto. Il punto forte di questa strategia sono i livelli carenti di energia nel corpo. I livelli più bassi di carboidrati consumati porteranno a una riduzione della disponibilità di glucosio e quindi all'esaurimento dei livelli di ATP nel corpo. Si verificherà anche una notevole perdita di immunità nel corpo, che porterà a più malattie e infezioni. Un altro problema con l'esaurimento energetico sono i cambiamenti dell'umore. Il tuo umore si irriterà e la tua mente diventerà affaticata e nebbiosa.

Le ricerche hanno dimostrato che le persone che subiscono questo tipo di diete finiscono con comportamenti più irritanti e mostrano una risposta inadeguata all'esercizio fisico. Inoltre, queste persone non sono regolari nell'esercizio fisico e in una dieta sana perché non hanno livelli sufficienti di energia nei loro corpi. Un altro pericolo di questa strategia sono i maggiori rischi di ictus e insufficienza multiorgano poiché i livelli più bassi di energia producono stress ossidativo sul cervello e su altri organi vitali. Il nostro cervello consuma quasi il 80 percento del glucosio toriale del corpo. Il glucosio è la principale fonte di energia per il cervello. Con livelli più bassi di glucosio nel sangue, il cervello non riceverà abbastanza nutrizione e morirà immediatamente. È evidente che il nostro cervello può vivere solo quarantacinque secondi senza glucosio. Il danno permanente si verifica quando il cervello viene privato del glucosio per più di 5-10 minuti. La morte può verificarsi entro dieci minuti dalla riduzione dell'apporto di glucosio

Questo è sufficiente per dire che evitare questi tipi di diete ad alto rischio è essenziale perché a lungo andare finirai con più grassi corporei e sarai anche incline a molte malattie mortali. La dieta sirtfood in realtà non funziona in questo modo.Nella dieta sirtfood, sarai in grado di consumare una grande varietà di alimenti che sono ricchi di ogni macro e micronutriente essenziale. Questi alimenti sono fantastiche fonti di carboidrati e non avrai bisogno di un grave deficit calorico per la migliore forma della tua vita. Inoltre, otterrai più massa muscolare magra notando una riduzione rapida e duratura del grasso corporeo totale. È interessante sapere che la dieta sirtfood funziona ancora meglio se combinata con dieta, esercizio fisico e sonno migliore. I ricercatori hanno dimostrato che il sonno conta quasi al 10 to 15% se usato in combinazione con dieta ed esercizio fisico. Se qualcuno ottiene un sonno di qualità per almeno 15-20 ore insieme all'esercizio fisico, sarà ancora più facile perdere un sacco di grasso in più rispetto a coloro che hanno cattive abitudini del sonno. Le ricerche dimostrano che la dieta a base di sirtfood è ricca di melatonina e di altre sostanze chimiche essenziali che forniscono un ambiente rilassante nel cervello e aiutano a dormire in modo pacifico. Il nostro corpo cresce facilmente dopo che siamo solo in un sonno profondo. Durante questa fase critica del sonno, viene rilasciato l'ormone della crescita, che aiuta a ripristinare gli equilibri energetici nel corpo e a guarire le microfratture e i collegamenti interrotti nelle ossa e nei muscoli. Quindi la dieta sirtfood aiuta a dormire in modo pacifico anche per i suoi utenti.

Per un'esperienza migliore, si consiglia vivamente di utilizzare la dieta sirtfood in combinazione con l'esercizio fisico ad alta intensità e una migliore abitudine al sonno.

Capitolo 26: Le Zone Blu: Cosa Sono E Dove Sono

La teoria delle Zone Blu

Il segreto per godere di un corpo in salute ha sicuramente a che fare con una dieta equilibrata e non stupisce che alimentazione corretta e la prospettica di una vita longeva siano strettamente intrecciate. I nutrizionisti che hanno davvero dedicato la loro attenzione alla formulazione della Dieta Sirt hanno infatti semplicemente trovato una semplice connessione tra i geni della giusta magrezza e quelli della longevità,trovando ulteriore riscontro in alcuni studi altrettanto interessanti riguardanti le aree geografiche "blu".

La teoria delle Zone Blu nasce dagli studi di Dan Buettner, il quale ha avuto modo di analizzare la questione della longevità conducendo ricerche per la National Geographic Society. Da queste è emerso un dato interessante: esistono alcune aree geografiche del pianeta ove si registra un livello di longevità superiore. Sono state inoltre individuate alcune zone, come Icaria in Grecia o Okinawa in Giappone, dove sono stati rilevati tassi di demenza senile di gran lunga inferiori rispetto alla media.

Prima di procedere chiarendo quale sia il rapporto tra la seguente teoria e la Dieta Sirt, è necessario spendere qualche parola per spiegare cosa siano esattamente le Zone Blu e dove esse sono situate.

Capitolo 27: Cosa Sono Le Zone Blu?

Quando si parla di Zone Blu ci si riferisce in realtà ad aree demografiche in cui l'aspettativa di vita e l'aspettativa di vita sono sostanzialmente superiori alla semplice media generale.La teoria affonda le proprie radici in uno studio sulla popolazione della città di Nuoro, dove è stato riscontrato un consistente numero di centenari. Il termine Zona Blu deriva dal fatto che, durante le ricerche, gli studiosi erano soliti cerchiare in blu le aree geografiche presso le quali conducevano i loro studi e per poi "tingere di blu" quelle in cui veniva rilevato un tasso di longevità superiore alla media.

Ma cosa fa diventare "blu" una certa area? Quali sono i fattori che contribuiscono ad incrementare le probabilità di longevità? A tal proposito sono state individuate alcune dello stile di vita che favoriscono questo processo. Oltre al fatto già ben noto che lo svolgimento regolare di attività fisica e un'alimentazione sana e bilanciata siano aspetti fondamentali per l'allungamento della vita, è stato scoperto che anche le relazioni familiari apportino notevoli benefici in questo senso.

Capitolo 28: Dove Sono Situate Le Zone Blu?

Sulla base degli studi condotti in materia, è stato possibile individuate cinque regioni classificabili come Zone Blu: Sardegna, in particolare la provincia di Nuoro, Okinawa in Giappone, Loma Linda in California, Nicoya in Costa Rica ed Icaria in Grecia.

I dati raccolti in seguito agli studi sulla longevità hanno dato modo ai ricercatori di dar vita a teorie che analizzavano in modo pertinente il rapporto tra lunga vita e alimentazione.

Proprio sulla base di queste argomentazioni è possibile considerare la Dieta Sirt come un'efficace metodologia volta a garantire ottima salute a tutti coloro che decidono di seguirne le sue prescrizioni.

Capitolo 29: La Relazione Tra Dieta Sirt E Longevità

Sulla base di tutte queste ricerche, è stato possibile condurre un'analisi incrociata per individuare i fattori all'origine della stretta relazione tra uno stile alimentare corretto e una vita longeva e in salute. Ed è proprio sul collegamento tra questi due aspetti che si fonda la Dieta Sirt, la quale fornisce quindi gli strumenti adatti per mettere in pratica le conoscenze così acquisite al fine di garantire un miglioramento delle condizioni di vita tramite l'adozione di un regime nutrizionale sano.

Capitolo 30: Errori Comuni Da Evitare

Durante la dieta, la sola sensazione che non si sta perdendo peso abbastanza velocemente è un'opinione molto comune.Tuttavia, il numero che si vede sulla bilancia è solo un indicatore di spostamento del peso. Il dato che leggete è influenzato da molti fattori tra cui la quantità di cibo che rimane nell'apparato digerente e le fluttuazioni dei fluidi. Il peso fluttuerà nel corso di una giornata fino a 1,8 kg, a seconda di quanto liquido e cibo avete consumato. Nelle donne l'aumento dei tassi di estrogeni e altri cambiamenti ormonali spesso contribuiscono a una maggiore ritenzione idrica, che si traduce in un maggior peso sulla bilancia.

Inoltre, se aumentate l'esercizio fisico, potreste aggiungere muscoli e perdere grasso. Quando questo accade, nonostante il peso indicato dalla bilancia sia costante, i vestiti possono iniziare ad apparire più larghi, in particolare intorno alla vita. Misurare la tua taglia con qualsiasi tipo di metro a nastro o semplicemente scattare foto di te stesso ogni mese mostrerà semplicemente che stai perdendo peso facilmente, anche se quel numero sulla bilancia in realtà non mostra un semplice cambiamento.

Capitolo 31: Assumere Troppe O Troppo Poche Calorie

Per la perdita di peso è necessaria una dieta a controllo calorico. Ciò significa che dovete assumere un numero di calorie inferiore a quello che introducete di solito. Si è ipotizzato per diversi anni che una riduzione di 3.600 calorie a settimana avrebbe causato la perdita di mezzo chilo di grasso. Tuttavia, studi recenti dimostrano che le calorie strettamente necessarie differiscono da un individuo all'altro.

La maggior parte delle persone sembra sottovalutare ciò che consuma. In uno studio di 25 giorni, dieci persone obese hanno riferito di aver assunto 1.000 calorie in un giorno. I test di laboratorio, invece, hanno dimostrato che questi individui avevano introdotto circa 2.000

calorie in un giorno. Fare attenzione alle dimensioni delle porzioni e alla qualità del cibo ingerito è fondamentale.

Se può essere dannoso aumentare troppo l'apporto calorico, lo è anche diminuirlo in modo eccessivo. Secondo alcuni studi effettuati, le diete che forniscono meno di 1.000 calorie al giorno possono portare alla perdita di muscolo e rallentare drasticamente il metabolismo.

Se non si fa esercizio fisico riducendo le calorie, è probabile che si perda più massa muscolare e si verifichi un decremento del tasso metabolico. D'altra parte, un semplice esercizio aiuta a mantenere la quantità di massa corporea magra, aumenta facilmente la perdita di grasso e previene solo il rallentamento del metabolismo. Più è alta la quantità di massa magra, più facile è perdere peso e mantenere i risultati ottenuti.

Anche l'esercizio fisico eccessivo può causare problemi: a lungo termine può causare stress e può compromettere la produzione di ormoni surrenali che regolano la risposta allo stress. facilmente Cercare di portare il corpo a un semplice esercizio troppo per bruciare più calorie non è né veramente efficace né sicuro.Sollevare pesi e fare esercizio fisico in modo moderato durante la settimana è invece un ottimo metodo per migliorare il tasso metabolico durante la perdita di peso.

Non Sollevare I Pesi

L'allenamento semplice di resistenza durante la perdita di peso facilmente è estremamente necessario.Gli studi dimostrano che il sollevamento pesi è una delle tecniche di allenamento più potenti per aumentare l'incremento muscolare e il tasso di metabolismo. Migliora la composizione generale del corpo e aumenta la perdita di grasso sulla pancia. Una serie di studi a cui hanno partecipato oltre 700 persone ha dimostrato che il miglior esercizio fisico per dimagrire tende ad essere un mix di movimento aerobico e sollevamento pesi.

solo Fissare obiettivi in relazione alla facile perdita di peso e alla salute ti aiuta davvero a rimanere motivato.Ma le aspettative irrealistiche possono agire contro di voi. I ricercatori hanno analizzato i dati provenienti da diversi centri di perdita del peso. Le rinunce più frequenti e le deviazioni dai programmi avvenute entro i primi 10-15 mesi erano per la maggior parte state fatte da donne in sovrappeso e obese che volevano dimagrire di più e più in fretta. Regolare i vostri obiettivi in modo ragionevole, come una perdita di peso del 20 per cento in un anno, vi aiuterà a non essere depressi e aumenterà le vostre possibilità di successo. Le aspettative irrealistiche possono tradursi in frustrazione e in una completa rinuncia.

solo tenere traccia di ciò che mangi durante il giorno può davvero aiutarti a ottenere un quadro calorico accurato e controllare semplicemente l'assunzione di nutrienti.Se non tenete traccia di ciò che consumate, potreste ingerire un numero di calorie superiore a quello che pensate. Potreste anche assumere meno proteine e meno fibre di quanto immaginate.

Bere Bevande Zuccherate

La sola assunzione indiscriminata di bevande zuccherate e analcoliche può causare problemi di salute e facilmente di peso. Le calorie liquide non influenzano i centri cerebrali della fame come invece fanno le calorie dei cibi solidi. Accade così che il consumo calorico totale a fine giornata sia molto più alto di quanto si pensi.